# TRAITÉ
## DE L'ORIGINE
# DES GLAIRES,

DE LEURS EFFETS, ET DES DÉSORDRES QU'ELLES PRODUISENT DANS L'ÉCONOMIE ANIMALE,

*AVEC*

L'exposé de la méthode à suivre pour les guérir efficacement soi-même, par l'usage de l'*Elixir tonique anti-glaireux.*

PAR M. D......

Docteur en médecine de la Faculté de Paris.

CINQUIÈME ÉDITION.



PARIS,

CHEZ OULÈS, PHARMACIEN, rue de Grenelle St.-Germ., N° 29, en face celle St.-Guillaume.

1822.

## *AVIS ESSENTIEL.*

---

*On doit prévenir le lecteur que l'Elixir tonique anti-glaireux ne se trouve que chez* OULÈS, Pharmacien, rue de Grenelle St.-Germain, No 29, en face celle St-Guillaume, à Paris, *auquel la formule autenthique a été confiée. En conséquence, toute autre personne que le sieur* Oulès, *à Paris, et les dépositaires autorisés dans les départemens, qui se permettraient de vendre l'Elixir tonique anti-glaireux, doivent être considérés comme des contrefacteurs, et seront poursuivis comme tels.*

*Afin d'éviter toute infidélité, il ne sera délivré aucune bouteille d'Elixir sans qu'elle soit revêtue d'une étiquette imprimée portant le paraphe de l'auteur.*

---

Imprimerie de Nouzou, rue de Cléry, N. 9.

# AVERTISSEMENT.

Fils d'un père goutteux et d'une mère douée d'une constitution lymphatique, à peine sorti de l'enfance, je fus assailli par des maladies graves, qui mirent ma vie dans un imminent danger. On attribua aux effets de la croissance, à la présence des vers intestinaux, au rachitis, un état qui n'était dû qu'à la surabondance de glaires, qui neutralisaient toutes mes fonctions, et dont il aurait suffi de me délivrer pour me rendre les forces et la santé; mais bien au contraire, les médecins ignorans qui furent appelés pour me donner des soins prétendirent que ma maladie était le résultat de ce qui leur a plu d'appeler une *fièvre muqueuse*, dénomination vide de sens, qui, ne fournissant rien à leur esprit, devait tout naturellement ne rien produire, non plus, dans leur intelligence pour me guérir, puisque dans ces temps-là on avait tout dit lorsqu'on avait affirmé qu'un individu était affecté de la *fièvre muqueuse*, comme aujourd'hui lorsqu'on a conseillé les sangsues et l'eau gommée, tristes effets de la mode et du caprice qui s'introduisent dans les têtes de ceux qui exercent le plus grave et le plus important de tous les ministères pour le bonheur des hommes.

Tel est l'origine du goût que je contractai pour la médecine en général, et pour l'étude des affections glaireuses en particulier ; je tournai toutes mes vues vers l'utile dessein de débarrasser l'homme d'une matière inutile qui l'absorbe, qui l'accable ; je me rendis familiers tous les auteurs qui ont écrit sur ce sujet important ; je n'ai rien négligé pour observer toutes les complications produites par l'humeur glaireuse. C'est donc le résultat de vingt années d'expériences que j'offre au public, et ceux qui me connaissent savent que l'état actuel de ma santé, jadis si frêle et si débile, parle plus éloquemment que tous les discours en faveur de ma méthode.

---

# DES GLAIRES

## DE LEURS CAUSES ET DE LEURS EFFETS.

## CHAPITRE PREMIER.

### *Des Glaires en général.*

Il y a peu de sujet qui ait excité autant de contestations parmi les médecins, que les glaires, et cependant il n'y a rien de plus évident que l'existence de cette humeur qui occasionne une infinité de maladies.

Comme les passions et la mode exercent malheureusement pour les malades, une trop grande influence sur les opinions médicales, on a vu tour-à-tour des médecins nier l'existence des glaires, tandis que d'autres s'efforçaient de démontrer qu'elles étaient la seule cause et la véritable origine de tous nos maux.

Quelle devra être, dans ce dédale d'opinions disparates, la conduite du praticien modéré que l'amour du bien anime ? Il me semble que sans tenir aucun compte de toutes ces théories futiles que l'orgueil enfante, et de ces vaines spéculations que l'expérience dément chaque jour, il doit se borner à consulter la nature qui trompe rarement, à la diriger quelquefois, lorsqu'elle s'égare, et à profiter enfin des observations qui ont été faites par les médecins philosophes qui ont illustré la médecine.

En cherchant à établir l'efficacité de *l'Elixir tonique anti-glaireux* dans un très-grand nombre d'affections primitives ou secondaires, occasionnées par les glaires, je ne négligerai rien pour remplir l'engagement que je viens de prendre d'être fidèle à la vérité, de ne suivre pour guide que l'expérience et l'observation pratiques. Je dois, avant tout, prévenir le lecteur que la plus grande partie des faits que j'aurai occassion d'avancer, ont été observés par moi, et que ceux qui m'ont été transmis des départemens et de l'étranger ont été recueillis par des médecins dignes de foi, aussi recommandables par leurs talens que par la juste considération dont il jouissent. (*a*)

---

(*a*) Si l'on voulait juger de l'étendue de nos connaissances sur une affection quelconque d'après le nombre de volumes auxquels elle a donné lieu, on pourrait croire qu'il n'y a peut-être pas un objet en médecine qui fut plus complètement traité que celui qui est relatif aux glaires. Mais quand on veut élaguer de ces différens ouvrages tout ce qu'il y a de vague et d'incertain, on ne tarde pas à s'apercevoir que les notions que nous avons sur cette maladie sont encore très-imparfaites.

Quand une maladie donne lieu à tant d'opinions diverses, on serait heureux d'avoir une monographie où toutes les opinions fussent rapportées et jugées; toutes les méthodes de traitement comparées et appréciées suivant leur degré d'utilité, C'est ce que j'ai essayé de faire dans cet opuscule.

Je m'attends bien que dans un moment où la médecine éprouve non-seulement en France, mais dans toutes les écoles d'Europe, des changemens

## *Définition des glaires.*

On doit entendre par glaires une humeur visqueuse et gluante qu'on rencontre à la surface des membranes muqueuses. Les anciens qui lui avaient donné le nom de *pituite* ou de *phlegme* en distinguaient de quatre espèces, 1° vitrée, 2° douce, 3° acide, 4° salée.

Tous les organes exhalans produisent des mucosités, et si l'on pouvait mesurer avec exactitude, la quantité de cette humeur, qui est filtrée par tous les émonctoires, on trouverait qu'elle surpasse en pesanteur toutes les autres évacuations.

Il est facile de concevoir d'après cela, combien sa surabondance, ses changemens de nature et de direction doivent influer sur les phénomènes de notre organisme et altérer la santé.

Les glaires n'ont pas toujours la même couleur

---

considérables, au moment où cette révolution, ces bouleversemens, ont été nécessités par les mauvais résultats des anciennes doctrines, je m'attends bien, dis-je, que ceux qui tiennent plus à leurs opinions qu'au salut des malades, crieront à l'exagération, et peut-être même au charlatanisme, lorsqu'on verra que je suis parvenu à prouver qu'un très-grand nombre de maladies reconnaissent pour cause les glaires, et que par conséquent je veux sortir de l'ornière commune et simplifier les traitemens en renversant l'échafaudage des doctrines chimériques, et en allant droit au fait, pour rendre évident et palpable qu'il n'y a qu'un seul agent qui produit, je ne dis pas toutes les maladies exclusivement quelles qu'elles soient, comme le prétendent ceux qui ex-sanguinent aujourd'hui les malades, mais bien celles occasionnées ou compliquées par des glaires, et la cathégorie de celles-ci est beaucoup plus étendue qu'on ne le pense.

et la même consistance; leur aspect varie selon qu'elles sont produites par un organe ou par un autre, et selon l'âge, le tempérament et l'ancienneté de la maladie. Elles sont le plus ordinairement blanches, ou d'un gris cendré, quelquefois d'un jaune strié de noir; leur consistance varie depuis la limpidité de l'eau jusqu'à l'épaisseur de la gelée. Celles qui se forment dans l'estomac et que l'on vomit assez généralement le matin ou après le repas, sont plus aqueuses que celles exhalées par les poumons, et que l'on expectore en grumeaux floconneux. Les glaires qui se déposent dans la vessie, et qui donnent naissance à la maladie si fréquente et si funeste appelée *catarrhe de la vessie*, sont d'apparence graisseuse; on les aperçoit flotter comme de l'huile à la surface de l'urine, pendant qu'elle est tiède, et se déposer à mesure qu'elle froidit au pourtour du vase. Celles qui s'écoulent de la matrice donnent lieu à une maladie non moins fâcheuse pour les femmes que la blénorrhée pour les hommes.

Les enfans sont assez généralement surchargés de glaires, et presque toutes leurs maladies sont occasionnées par l'excès de cette humeur qui produit des fièvres lentes, et difficile à guérir, lorsque surtout on préfère les amers aux évacuans. Les médecins qui s'obstinent à appeler ces maladies de l'enfance des *fièvres muqueuses*, en substituant un mot à un autre, feraient bien mieux d'expulser, dans les glaires, la cause du mâl, que de s'attacher à un résultat qui disparaît tout aussitôt que la cause est détruite.

A cet âge, les os, les chairs sont, pour ainsi dire, imprégnés de phlegmes plus ou moins visqueux. Ceux surtout dont le teint est pâle, les cheveux peu colorés, en sont très-fatigués ; ils sont sujets au dévoiement, ils ont des vers, de fréquentes indigestions, etc.

En général, les engorgemens pituiteux sont modifiés par l'âge ; liquides chez les enfans, les glaires sont visqueuses, consistantes et presque solides chez les vieillards. Aussi éprouvent-ils une peine infinie à s'en débarrasser, par la raison très-facile à saisir que tous les émonctoires sont, plus ou moins, obstrués dans la vieillesse, la transpiration est nulle, et l'exhalation pulmonaire diminuée, etc.

L'atonie glaireuse est des plus fréquentes chez les sujets cacochymes que les infirmités ont vieilli avant le temps ; aussi doit-on admettre ce genre d'altération dans la plupart des maladies chroniques. Les individus blêmes, bouffis, empâtés, ont les membranes muqueuses dans un état de débilité évidente ; les mucosités abondantes qu'ils évacuent, qu'ils vomissent, qu'ils mouchent et qui transudent pour ainsi dire du tissu muqueux, prouvent assez la débilité de ce système. Les alimens qu'ils prennent, noyés dans une mucosité glaireuse surabondante, sont mal dirigés, donnent lieu à un chyle imparfait qui accroît encore la source du mal; l'air qui n'arrive dans les radicules pulmonaires qu'à travers des parois tapissées d'une couche visqueuse, ne produit qu'une hématose (formation de sang) vicieuse. Le sang veineux s'en retourne du cœur sans avoir acquis toutes les qualités artérielles qu'il venait y puiser. On comprend combien les fonctions vitales doivent languir chez des individus accablés de cet excès de glaires, les fluides réparateurs n'acquérant pas les qualités nécessaires laissent l'organisme dans un état permanent d'imperfection qui peut avoir les suites les plus funestes, si l'art ou la nature ne viennent promptement à son secours, en procurant l'évacuation de cette humeur malfaisante, et en rendant aux membranes la tonicité qui leur est nécessaire pour s'en débarrasser.

## CHAPITRE II.

### *Des signes qui indiquent la présence des Glaires.*

Beaucoup de personnes demandent sans cesse à quoi elles peuvent reconnaître si elles ont des glaires. Rien n'est, ce me semble, plus facile à déterminer. Est-ce que l'expectoration abondante de matières aqueuses, claires et filtrantes, ne prouve pas suffisamment la présence des glaires? D'ailleurs, la peau est sèche et dure au toucher; les lèvres sont pâles ou jaunâtres, la bouche fade et pâteuse, l'haleine acide, la respiration gênée, la voix enrouée, avec toux importune, suivie de sputation de matières épaisses et collantes, dont la couleur est d'un blanc gris ou jaunâtre, qui occasionne des soulèvemens d'estomac; les digestions sont difficiles, longues et presque toujours accompagnées d'un sentiment de pesanteur à la région cordiale, les malades ressentent des douleurs aux articulations, les femmes ont souvent des pertes blanches, etc.

Chaque homme apporte en lui même des moyens de conservation que la nature lui a donnés, et des agens de destruction, dont la présence n'est que trop bien décélée lorsqu'une maladie se développe. Des individus en apparence forts, doué d'un tempérament robuste, sont souvent les premiers qui succombent. Ne voit-on pas tous les jours des sujets dont la constitution se modifie tout à coup, et qui, secs et bilieux, semblaient devoir n'être jamais atteint d'affections humorales, expectorer, dans des temps humides, une abondante quantité de glaires, qui s'engendrent et s'accumulent surtout pendant la nuit d'une manière effrayante sur les surfaces bronchiques et trachéales, et déterminent de violens et pénibles efforts de toux, la rupture des vaisseaux du poumon, des suffocations imminentes, principalement chez les sujets cachochymes et gras qui ressentent des affaiblissemens de l'estomac, l'apoplexie séreuse, devenue aujourd'hui si commune, la phthysie tuberculeuse, etc.

## CHAPITRE III.

### *Des causes qui produisent les glaires.*

Deux ordres de causes concourrent à la production et au développement des glaires, les unes sont internes et les autres externes; mais comme les agens extérieurs combinent leur action avec les causes intérieures, il serait difficile de les distinguer. Je vais énumérer seulement celles qui agissent le plus immédiatement sur nous.

Plusieurs de ces causes, soit physiques soit morales, peuvent favoriser d'une manière extraordinaire et souvent inexplicable, la production des glaires. Nous avons déjà dit que leur sécrétion était subordonnée à un changement dans le mode d'action des membranes muqueuses. Toujours elles sont le résultat de la langueur des fonctions de la peau, dont les sécrétions, à cause de l'étroite sympathie qui lie son action à celle des membranes muqueuses, sont en raison inverse de l'action de ces membranes. Sous ce rapport, toutes les circonstances débilitantes peuvent être considérées comme des causes prédisposantes des glaires; ainsi elles sont en quelque sorte l'apanage de la première enfance et de l'extrême vieillesse. Les femmes y sont plus sujettes que les hommes; les individus d'un tempérament lymphatique y sont spécialement exposés. Elles se manifestent fréquemment chez les sujets faibles ou débilités par des excès. L'usage exclusif des substances aqueuses, mucilagineuses, des farineux, des huiles et des corps gras : celui des jeunes plantes, des semences et des fruits non murs, des viandes blanches et glutineuses, de celles des jeunes animaux, y disposent singulièrement; il en est de même d'une alimentation trop abondante; les températures et les contrées froides et humides, les saisons pluvieuses, les pays marécageux, les habitations obscures et peu aérées, favorisent aussi leur formation. Le sommeil prolongé sur un coucher trop mou dans un lieu où l'air n'est pas renouvelé contribue également à les produire. Le chagrin, la tristesse et les autres affections pénibles de l'âme, en refoulant les forces de la périphérie au centre, ne sont pas moins propres à y disposer; mais la vie sédentaire, l'oisiveté, la mollesse et le défaut d'exercice en sont les causes les plus puissantes.

Toutes les fois que l'âme est vivement affectée il y a concentration des forces dans l'organe qui est devenu le foyer d'irritation. Les fluides y abordent de tous les points, et cet afflux n'a jamais lieu sans que les parties les plus éloignées ne souffrent et dépérissent. De là leur faiblesse et la perte de leurs facultés expultrice. Il résulte donc que si l'organe où se passe ce travail est essentiel à la vie, les fluides attirés vers le point irrité l'accablent et lui enlèvent totalement la force réactive qui lui serait nécessaire pour donner à cette humeur le degré d'impulsion dont elle a besoin pour reprendre son cours. Cette portion d'humeur ne pouvant plus ni s'échapper au dehors ni rentrer dans le torrent de la circulation, se trouve condensée et réduite en une gelée glaireuse, plus ou moins épaisse; mais les choses n'ont pu arriver à ce point sans que le reste de l'organisation ait eu également à souffrir : aussi la faiblesse devient générale, les pores se ressèrent, et l'autre portion de la matière de la transpiration insensible, forcée de rétrograder, est également réduite en gelée, en sorte que deux effets inverses produisent le même résultat. Voilà, si je me suis bien fait comprendre, les effets occasionnés par une trop grande contention du cerveau, et par une application trop opiniâtre à l'étude et aux travaux de l'esprit qui rend les gens de lettres et les hommes de cabinet si sujets aux affections glaireuses, qu'ils ne sauraient trop se tenir en garde contre elles.

Dans les affections de l'âme comme dans les travaux de l'esprit, il s'établit également un foyer d'irritation; mais combien son action est-elle plus active et plus rapidement funeste! L'afflux de la matière de la transpiration vers ce foyer est si prompte qu'il survient souvent en peu de temps des désordres irréparables dans l'économie animale. Plus d'une fois on a vu à la suite d'une impression vive, d'une nouvelle fâcheuse et inattendue la bile s'épancher subitement dans tous les vaisseaux, et donner à l'individu cette maladie que le peuple à justement nommé *la jaunisse*. Chez les femmes on a vu les règles se supprimer à l'instant, et la matière menstruelle se transportant sur les poumons, occasionner la phthisie et la mort; le flux hémorroïdal tari, l'humeur goutteuse déplacée causer les plus grands dangers.

Si les affections vives et subites de l'âme peuvent, en agitant trop fortement les humeurs qui entrent dans notre organisation, déterminer des accidents subits, les chagrins concentrés, une habitude de tristesse qui tient le cœur et les principaux vaisseaux dans une constriction presque continuelle, occasionnent la dépravation des fluides, des altérations locales, des engorgemens squirrheux qu'on ne peut souvent apprécier et reconnaître que lorsqu'ils sont au-dessus des ressources de l'art. Enfin tous les moyens de la médecine deviennent superflus lorsqu'aux causes que je viens d'énumérer il faut en ajouter d'autres qui résultent d'excès dans les plaisirs, d'habitudes funestes, etc.

## CHAPITRE IV.

*Erreur des médecins sur l'origine de la plupart des maladies, et sur le traitement et le régime qu'il convient de leur opposer pour les prévenir ou les guérir.*

C'est un bien grand scandale pour ceux qui sont familiers avec l'histoire de la médecine que cette divergence d'opinion, que cette versatilité presque continuelles dans les théories médicales.

Peut-on sans frémir d'effroi lire les éternelles invectives que se sont adressées de tous les temps les médecins qui n'appartiennent pas aux mêmes écoles ou qui ne professent pas les mêmes opinions? Ils se disent tous héritiers des doctrines hippocratiques; ils en appellent sans cesse à l'observation des faits; mais ces faits là, mais l'observation elle-même tout utiles qu'ils pourraient être, demeurent sans aucune valeur aux yeux de l'homme judicieux qui s'aperçoit que chacun observe ce qu'il veut observer, et ne voit que ce qu'il veut bien voir. Chacun court après une chimère et la réalise à son gré. Que de systèmes depuis long-temps enfouis dans l'oubli n'ont pas désolé le monde! De nos jours nous avons vu les restes d'une médecine active qui moissonnait les malades par miliers, en les gorgeant de substances nuisibles, ou tout au moins inutiles. Ces polypharmaques furent remplacés par les partisans d'une doctrine qui rangeait toutes les maladies sans exception en deux classes, et dont le traitement consistait à affaiblir ou à fortifier. Ceux-ci furent suivis des créateurs de la médecine expectante, plus économes de médicamens ; ils se bornaient dans tous les cas à ne donner que de l'eau d'orge et à laisser la maladie aller son train, jusqu'à ce que le malade fut mort ou guéri ; ils ne tuaient pas, il est vrai, mais ils laissaient mourir.

Comme il sera toujours d'usage parmi les hommes de couvrir les plus grandes fautes d'un beau nom, on appelle ce genre de traitement, *la médecine du symptôme*, c'est à-dire de ceux qui sans tenir compte du passé ni sans rien prévoir de l'avenir, vont au jour le jour.

Que penser de ceux qui faisaient, disaient-ils, la médecine palliative? qui allaient calmant bien ou mal les accidens avec de l'opium, sans étudier la cause des maladies, ou qui employaient des moyens insuffisans, sans énergie, qu'ils désignaient sous la dénomination inintelligible *d'Altérans !*.... Y a-t-il rien de plus extravagant que les divagations, les pratiques nuisibles, les idées fausses qu'on s'était forgées sur l'effet des prétendues *incisifs*, des *atténuans*, des *fondans*, des *apéritifs*, etc., rare modèle de confusion d'ignorance et d'obscurité.

Enfin maintenant c'est bien pire encore, nous

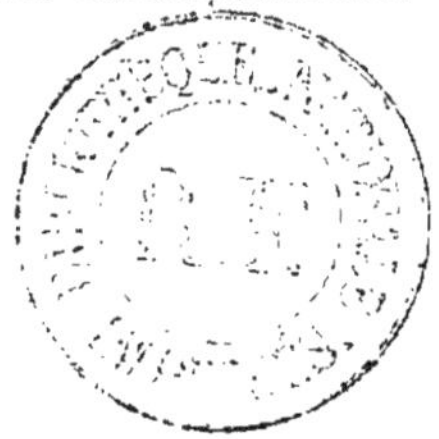

n'avons plus à faire aux médecins superstitieux et grossiers qui avaient une foi vive aux remèdes, ni aux *Browniens*, qui ne distinguaient que deux sortes de maladies, ni aux expectans, qui se contentaient de regarder sans agir; on prétend qu'il n'y a qu'une cause unique, et que, par conséquent, il ne doit y avoir qu'une seule manière de guérir, et malheureusement pour les infortunés malades, c'est dans le sang que la plupart des modernes voyent la cause de tous nos maux; c'est le sang qu'il faut, selon eux, évacuer, qu'il faut régénérer. Tout ce que la raison, l'expérience, la philosophie médicale nous a appris, est perdu pour eux, ils ont renoncé à ce précieux héritage. Quel déplorable aveuglement! Ce système dévastateur passera comme tous les autres ont passé, mais nous aurons long-temps à déplorer les ravages qu'il aura produits.

Pour quiconque a acquis des notions exactes et précises sur les causes et l'origine de nos maladies, il est facile d'apprécier à leur juste valeur ce fatras de formules et de recettes, dignes fruits de la cupidité et du plus aveugle empyrisme. Mais si les partisans exclusifs de la médecine humorale sont tombés autrefois dans des excès dont le ridicule a fait justice, du moins étaient-ils dans le chemin de la vérité; car on ne saurait sans mentir à l'évidence se refuser à reconnaître que la plupart de nos maladies tiennent à l'altération des humeurs qu'il faut modifier par le régime ou expulser par des médicamens.

Étranger à tout système, j'ai employé ma vie à la recherche de la vérité. Une foule d'expériences m'ont prouvé qu'il n'y a point de méthode exclusive, et qu'il serait infiniment plus utile pour le perfectionnement de la médecine, l'avantage des malades, qu'on s'attachât à étudier chaque maladie dans cet esprit, et qu'un médecin y consacrât spécialement son temps et son intelligence; c'est parceque j'ai été pénétré de bonne heure de cette nécessité que je me suis livré exclusivement à l'étude des maladies glaireuses et que j'ai pu, je l'espère, donner des conseils utiles à ceux qui en sont affectés.

## CHAPITRE V.

### *Du traitement des glaires, par l'élixir tonique anti-glaireux.*

Ceux qui ont avancé que les glaires n'ont par leur nature aucune qualité nuisible sont tombés dans une grande erreur. Car l'expérience journalière démontre qu'il y a, au contraire, très-peu de maladies qui ne soient compliquées par cette humeur qui s'engendre en nous de mille manières, comme je crois l'avoir suffisamment démontré.

Il n'y a rien de plus bizarre, de plus déraisonnable que la série des moyens qui ont été proposés pour combattre les glaires : on eut dit que ceux qui les avaient conseillés prenaient à tâche de faire le contraire de ce que la nature, qu'il suffit d'aider, réclame dans ces cas-là.

A l'époque où l'administration des violens drastiques était considérée comme le remède par excellence contre toutes les maladies, on a préconisé avec enthousiasme la résine de jalap, la coloquinte seules ou unies aux acides, et selon l'usage on en a raconté des cures merveilleuses.

D'autres ne réfléchissant pas que les glaires ne sont pas seulement dans l'estomac, mais dans toutes les cavités, dans toutes les parties de nous-mêmes, partout où il y a des membranes muqueuses, ont proposé les vomitifs comme des spécifiques. Il en est qui supposant les glaires dans les poumons, voulaient qu'on leur opposât des vapeurs aromatisées, l'acide Benzoïque, les préparations de scille, le macis, la myrrhe, le cachou, la muscade, enfin tout ce que la pharmacie renferme de plus excitant, et, par conséquent de plus incendiaire.

Que dirai-je de ceux qui ont vanté l'emploi des moyens mécaniques, pour faciliter l'expulsion des glaires de la gorge et de l'estomac? On trouve dans l'ouvrage de Domergue et dans l'Encyclopédie, l'histoire de plusieurs personnes qui se sont introduit dans la gorge, et fait pénétrer jusques dans l'estomac, de longues plumes de paon pour faire détacher de l'arrière bouche, de l'œsophage et du ventrieule, des phlegmes épaissies. C'est bien mal connaître les procédés de la nature que d'user de semblables manœuvres, quand au lieu d'intervertir sa marche, on devrait au contraire s'attacher à l'imiter; car les médecins peuvent-ils ignorer qu'il y a deux mouvemens distincts dans le trajet que suivent les glaires pour parvenir à l'extérieur du corps? Celui des glaires intestinales qui a lieu de haut en bas depuis l'œsophage jusqu'à l'anus, et celui des voies aériennes qui a lieu de bas en haut depuis les radicules bronchiques jusqu'à la bouche ou aux narines.

Il faut l'avouer de bonne foi, et sans subtilité; il n'y a qu'un seul moyen d'évacuer l'humeur glaireuse, ou, sous d'autres termes, de détruire toutes les maladies qu'elle occasionne; ce sont les laxatifs toniques. Honneur aux médecins philosophes qui pour la première fois, faisant abnégation de tout intérêt personnel et de tout amour-propre, mirent cette doctrine en évidence à la fin du siècle dernier; honneur, à vous surtout Corvisart et Barthez, qui, pendant votre honorable carrière, fûtes l'effroi du mensonge et du charlatanisme médical. — C'est vous qui écrasâtes du poids de votre imposante autorité, les petites vues de ces hommes qui ne savent rien prévoir ni rien éviter; c'est vous que je m'honore d'avoir eu pour guides, c'est vous qui m'apprîtes à discerner la vérité des fausses lueurs des théories qui égarent. Vous achevâtes de rendre évident et palpable ce que l'immortel Bordeu n'avait pu qu'esquisser. Vous prouvâtes qu'il existait dans le corps de l'homme une humeur glaireuse, essentiellement nuisible, productrice de presque toutes nos maladies passives, qu'il ne fallait pas confondre avec les mucosités utiles, avec cette rosée lymphatique, qui humecte et lubréfie nos cavités et nos muscles, afin d'en rendre les mouvemens faciles et prompts.

C'est à vous que l'on doit l'heureuse idée d'avoir associé les toniques balsamiques aux minoratifs doux. Combien de malades périssaient suffoqués avant l'emploi de cette salutaire méthode, que des hommes ignorans ou intéressés voudraient vainement proscrire aujourd'hui ! Mais le public est trop bien éclairé sur ses véritables intérêts pour l'abandonner. Il n'est personne qui ne sente bien que la source palpable de nos maladies se trouve dans les humeurs viciées qu'il faut expulser, comme on chasse un ennemi auquel on aurait tort de donner asyle, comme un serpent qu'il ne faut point réchauffer dans son sein.

Les théories erronnées que je combats actuellement avec des armes bien victorieuses, celles de l'expérience et du témoignage de tout ce qu'il y a eu de plus célèbre en médecine dans les temps modernes, ne pourraient supporter la comparaison d'un procédé simple, facile à concevoir, et dont le résultat est la santé de ceux qui en font usage.

A quoi bon en effet cet appareil formidable dressé contre une humeur qui prend si facilement son cours, lorsque pour l'expulser on se sert du seul moyen qui convienne? Pourquoi cette quantité de drogues disparates ? Pourquoi déployer sans cesse la toute puissance des agens pharmaceutiques qui ne sont propres qu'à altérer les liqueurs et à faire perdre aux solides, le ton qu'on ne saurait trop leur conserver ?

Si au lieu de répéter sans cesse routinièrement que les purgatifs agissent par indigestion, on mettait un peu dans la confidence de leur action les malades que leurs infirmités obligent d'en faire usage, ne serait-ce pas plus utile que de divaguer sans cesse ? Et il n'y aurait en cela rien que de très-raisonnable, car ceux-là qui ont fait un grand usage des purgatifs, sont plus que d'autres en état d'en apprécier les effets.

On peut comparer aux alimens dont l'homme se nourrit, les purgatifs de la classe de l'élixir tonique, avec cette seule différence qu'ils ne substentent pas, mais qu'ils évacuent au contraire. Ils subissent un effet identique, pendant leur séjour dans l'estomac et dans les intestins. Après avoir été digérés, ils sont assimilés à toute l'économie parcourent tout l'appareil circulatoire, le cœur, les poumons, etc. pénètrent toutes les parties de notre être, ils en évacuent la corruption et les parties hétérogènes; ils exaltent toutes les fonctions bien loin de les diminuer; comme le croit le vulgaire des médecins; enfin après avoir pénétré à travers les émonctoires, la principale évacuation, la crise a lieu par le ventre, mais on aurait grand tort de croire que les purgatifs n'agissent que sur les intestins seulement. Je le demande, comment ferait-on dans les maladies du cerveau, de la poitrine, du foie, etc., où l'on fait un si salutaire usage des purgatifs, si ce moyen n'était que local et borné? Il faudrait être parfaitement étranger à toutes les lois de l'économie animale, pour ne pas demeurer convaincu, que depuis le morceau de pain que l'homme introduit dans son corps pour prolonger sa vie, jusqu'au remède le moins actif en apparence qu'il prend pour rétablir sa santé, tout est soumis au même mouvement. Voilà le meilleur raisonnement qu'on puisse faire je crois, pour prouver l'excellence des purgatifs et leur prééminence, dans tous les cas où il devient nécessaire d'expulser une matière nuisible et corrompue dont la présence doit occasionner les plus grands désordres; et certes, je n'en connais pas de plus dangereuse que les glaires qui se métamorphosent à l'infini.

J'appuyerai ma théorie d'une grande série de faits irrécusables; mais avant tout je dois faire ici, sur l'élixir tonique, ma profession de foi sincère et entière.

Ce médicament, tout précieux qu'il est, n'est point une panacée universelle, un remède à tous les maux.

C'est avec raison que le public si souvent trompé par les empyriques et les charlatans, témoigne une juste défiance contre les médicamens qu'on lui présente comme propres à guérir un grand nombre de maladies. Quoi de plus absurde qu'une pareille promesse qu'on ne pourrait réaliser ? Il n'en est pas de même de l'élixir tonique ; en favorisant l'expulsion des glaires, il guérit en effet plusieurs affections qui reconnaissent pour cause des épanchemens glaireux sur différens points du corps, comme on s'en convaincra par la lecture du chapitre suivant.

Le panchymagogue, dont je suis loin de faire un secret (1), est une heureuse combinaison de végétaux aromatiques et amers, dissouts dans un véhicule sucré, légèrement alkoolique qui, convenablement administré, a opéré, dans les mains des célèbres praticiens dont je viens de parler, les cures les plus extraordinaires dans des cas désespérés.

C'est en adoptant sans restriction leur méthode, que je suis parvenu à attaquer l'humeur glaireuse

---

(1) Je n'ai pas cru devoir placer ici, comme j'en avais d'abord eu l'intention, la formule de l'*élixir tonique anti-glaireux*, parce que c'est bien moins par la connaissance des substances qui entrent dans la composition d'un médicament que par la manière de le préparer, (laquelle est impossible à décrire) qu'on peut se faire une véritable idée de sa nature et de ses effets ; mais je me ferai toujours un véritable plaisir de communiquer cette formule à ceux qui desireront la connaître, et même de les rendre témoins de la préparation de l'élixir, qui est faite par M. Oulès, pharmacien, rue de Grenelle Saint-Germain, N° 29, avec autant d'intelligence que de sagacité.

jusques dans ses derniers retranchemens, à séparer ses molécules, à la rendre assez fluide pour qu'elle put être évacuée, partie par les selles, partie par la transpiration insensible.

*Manière de se servir de l'élixir tonique anti-glaireux.*

Quoique cet élixir soit essentiellement tonique, qu'il ranime le principe vital, qu'il donne du ton aux fibres, il n'en est pas moins calmant, et rien n'est plus doux que ses effets.

Pour s'en servir avec efficacité, il faut s'abstenir, pendant qu'on en fait usage, de viandes blanches, de laitage, de légumes, de fruits, de crudités, etc. Si l'on habite un pays froid et humide, il faut se tenir chaudement habillé, faire de l'exercice en plein air.

La quantité qu'on doit en prendre est proportionnée à l'âge, au sexe et à la gravité des accidents.

Les enfans au-dessus de douze ans qui digèrent mal, dont l'estomac et les intestins sont toujours surchargés de mucosités glaireuses, devront en prendre une cuillerée à bouche, pur ou étendu dans une égale quantité d'eau sucrée.

Les enfans pâles, blafards, dont le ventre est gros, qui ont des glandes et une disposition marquée au scrophule, doivent en prendre deux cuillerées à bouche à une heure d'intervalle l'une de l'autre, jusqu'à ce qu'ils aient été à la garde-robe; car on ne saurait trop souvent débarrasser leurs intestins des glaires qui s'y accumulent, et qui finissent par engorger les glandes du mésentère, leur donner des vers, le carreau, etc.

Les jeunes filles dont la menstruation s'établit difficilement prendront l'élixir étendu dans de l'eau rouillée ( on la fait en mettant huit à dix clous dans une pinte d'eau, où ils séjournent vingt-quatre heures. ) Les unes et les autres en prendront depuis une à trois cuillerées, jusqu'à ce qu'il survienne une évacuation.

Les sujets au-dessus de cet âge qui emploieront l'élixir comme préservatif pour s'opposer au développement des glaires dans l'estomac et les poumons, ou pour entretenir leurs facultés digestives en bon état, en prendront une cuillerée à bouche demi-heure avant le repas.

Si au contraire elles éprouvaient quelques-uns des symptômes qui ont été décrits dans les chapitres précédents, tels que de l'oppression, une toux grasse, du dégoût pour les alimens, des douleurs de ventre, des étourdissements presque toujours précurseurs de l'apoplexie séreuse, etc. ils devront sans hésiter, faire le traitement anti-glaireux complet, qui consiste à prendre deux cuillerées à bouche le matin à jeun, une seconde cuillerée demi-heure avant le repas, et la quatrième le soir au moment du sommeil, afin d'entretenir le ventre constamment libre, et cela jusqu'à ce que tous les accidens soient dissipés.

Il est très-rare qu'en peu de jours on ne soit pas soulagé. Il est peu de personnes qui aient été obligées de prendre, pendant plus de huit jours, l'élixir tonique.

Une chose que je puis affirmer à la louange de ce médicament, c'est qu'employé depuis un grand nombre d'années par une foule de malades, il n'en est aucun auquel il ait nui; c'est pour moi une très-grande satisfaction de pouvoir donner cette garantie à ceux qui en feront usage à l'avenir.

Il est un seul cas où il faudrait peut-être s'en abstenir, quoique son action soit très-douce; c'est celui où il y aurait une inflammation de l'estomach, ( gastrite ) ou des intestins ( entérite ); encore a-t-il été souvent placé avec avantage dans des cas semblables, lorsqu'on a eu le soin d'affaiblir son action par l'addition d'une quantité déterminée d'eau simple.

---

## CHAPITRE VI.

### *Enumération des maladies occasionnées par les glaires.*

Je croirais tomber dans une étrange erreur si, à l'imitation du vulgaire des médecins, je voulais m'amuser à chercher comme eux des dénominations nouvelles des maladies, faire des nomenclatures brillantes, et donnant un siége différent à chaque maladie, lui reconnaître des causes diverses.

Je mentirais à ma propre conscience si j'agissais ainsi. Les causes des maladies sont bien moins nombreuses qu'on ne le pense; car on pourrait réduire à trois chefs l'immense cathégorie des causes prochaines, immédiates, occasionnelles, efficientes, éloignées, etc. que les médecins ont inventées comme à plaisir. On ne peut se dissimuler que les maladies sont généralement occasionnées 1° par l'altération des humeurs dégénérées (c'est le plus grand nombre); 2° par l'altération du sang (celles-ci pourraient, jusqu'à un certain point, être considérées comme consécutives des premières); 3° par l'altération des nerfs : ce n'est donc pas la maladie qui a pris son siége dans telle ou telle partie de nous-même, mais bien une humeur viciée qui s'y est placée, et qui a produit la maladie. Une affection des poumons va nous servir d'exemple.

*De l'asthme humide.*

Dans l'état naturel les poumons exécutent librement leurs fonctions, l'acte respiratoire, le plus essentiel de tous, n'est nullement troublé; mais si au lieu de cet état naturel les membranes de l'organe aérien suintent une plus grande quantité de lymphe qu'il n'en rentre dans la circulation ou que l'expiration pulmonaire n'en doit consommer, qu'arrivera-t-il ? Il se fera un épanchement dans le tissu même de l'organe, l'accumulation glaireuse gênera l'exécution des fonctions. La trachée-artère remplie de mucosités fait entendre un gargouillement, un sifflement bien évident; le râle est causé par l'abondance des mucosités dans les voies aériennes et par leur plénitude; aussi remarque-t-on que le défaut d'expectoration précède toujours ce grave phénomène. Souvent, et ceci est de la plus haute importance, les glaires prennent une couleur verte poracée qui a fait commettre beaucoup d'erreurs, et annoncer qu'il y avait suppuration des poumons, tandis qu'il n'existait qu'un simple catharre glaireux, car il faut être bien exercé pour distinguer *à priori* si l'expectoration est purulente ou muqueuse.

Quoiqu'il en soit, que l'asthme soit occasionné par la présence des glaires, ce qui arrive le plus ordinairement, ou bien qu'il donne naissance à cette humeur, il n'en est pas moins vrai, qu'il faut lui donner issue par des purgatifs toniques; il n'en est pas de plus salutaire que l'élixir anti-glaireux à la dose de 5 à 6 cuillerées à bouche, prises à demi heure d'intervalle, et 2 fois par semaine jusqu'à l'entière disparition des crachats.

*Rhume et fluxion de poitrine.*

Toutes les altérations de la poitrine auxquelles on a donné les noms de fausses pleurésies, de pneumonies bilieuses et humorales, etc., qui ne sont point accompagnées de crachemens de sang et de symptômes inflammatoires, reconnaissent pour unique cause le dépôt de matière muqueuses et glaireuses sur les membranes de l'organe. Plus la gêne et l'oppression sont fortes, plus il devient nécessaire de donner cours à la matière épanchée, après avoir toutefois administré au malade vingt-quatre grains d'ipécacuanha ; dans le cas où il ressentirait des dispositions naturelles à vomir, on donnera 4 à 5 cuillerées à bouche de l'élixir à demi-heure d'intervalle, trois jours de suite en faisant boire un demi verre d'eau sucrée après chaque cuillerée, comme il a été dit ci-dessus.

Car la plus grande faute qu'on puisse commettre dans ces maladies est de s'amuser à donner des calmans qui ne sont propres qu'à rendre la matière glaireuse stagnante et donner lieu à des vomiques.

*Aigreurs de l'estomac qu'on appelle aussi soda ou fer chaud.*

C'est principalement le matin au réveil que ceux qui sont sujets à la pituite, ressentent le besoin de l'expectorer ; mais comme la matière glaireuse ne peut sortir en totalité, celle qui reste dans l'estomac après avoir été ébranlée, l'irrite et cause un agacement considérable des nerfs. C'est en vain qu'on donne pour guérir cette indisposition, de la magnésie, des acides, la potion *dite de Rivière*, tout cela demeure sans effet jusqu'à ce qu'on évacue avec l'anti-glaireux. Cette vérité sera démontrée si l'on a l'attention d'observer les excrémens, on y trouvera des matières filantes, recuites, qui ne sont autre chose que les glàires qui se seront détachées de l'estomac et des intestins, par l'effet de l'action tonique de l'élixir.

*Syncopes et palpitations de cœur.*

Combien de fois pour avoir négligé de rechercher la véritable cause des palpitations de cœur on a dit qu'il y avait des affections organiques, tandis que les glaires seules accumulées autour de cet organe étaient l'unique cause des palpitations et des irrégularités dans la contraction et la dilatation périodique!

On se rappelle qu'un médecin justement célèbre écrivit il y a vingt-ans un ouvrage sur les maladies du cœur, à l'imitation de celui de Sénac. Aussi-tôt la foule des imitateurs ne vit plus dans toutes les maladies que des affections de cet organe. Il y avait pitié de voir comment ils frappaient dans tous les sens, la poitrine des malades pour reconnaître le degré de la maladie. On ne se figure pas combien ces percutions imprudentes ont causé d'accidens. Que dirai-je donc des sangsues appliquées par centaines sur le dos et sur la poitrine des malheureuses victimes de ces audacieux novateurs.

Les glaires seules et les matières visqueuses acides agglomérées auprès du cœur suffisent bien pour dérégler ses mouvemens, sans aller chercher des altérations qui sont infiniment rares.

On a répété jusqu'à satiété que ces maladies étaient purement spasmodiques et nerveuses. Eh! mon Dieu! quand cessera-t-on donc de parler d'une manière si contraire à l'exactitude des faits? Peut-il y avoir des maladies nerveuses sans une cause humorale, soit occulte soit apparente? et le meilleur moyen de guérir les nerfs, n'est-ce pas en les débarrassant des viscosités glaireuses et des humeurs âcres et mordicantes qui troublent leur action?

Je puis le dire de bonne foi, je n'ai vu aucune de ces prétendues maladies du cœur, ou spasmes des poumons, comme on a voulu les appeler, résister à l'usage de l'élixir tonique, parce qu'il est vrai de dire qu'il n'est aucun malade, quelle que soit son affection, qui ne se soit trouvé grandement soulagé et même débarrassé de matières, qui par leur nature, sont propres à engendrer tous les maux.

### *Indigestion des enfans.*

Elles sont toutes dues à l'accumulation des glaires dans leur estomac et à la présence des vers dans leurs intestins. A cet âge, on est tout muqueux, a dit avec raison le docteur Mérat; les enfans d'ailleurs qui mangent sans cesse et dont les digestions s'accumulent, sont très-sujets à avoir leur estomac tapissé de glaires. En sorte que les alimens ne peuvent pas être pénétrés, imbibés par les sucs gastriques, et que, d'autre part, l'absorption du chyle ne peut avoir lieu. Il en résulte de l'amaigrissement, le ventre grossit, les glandes s'engorgent, et l'on est tout étonné de voir un enfant né avec toutes les apparences de la santé devenir à trois ou quatre ans scrophuleux et périr rachitique.

Est-il nécessaire d'indiquer la cause et le remède, et ne voit-on pas que l'évacuation des glaires est la seule indication à remplir?

### *Colique.*

L'énumération dans laquelle je me suis engagé des maladies que procure l'accumulation des glaires dans le corps humain, m'obligera à quelques répétitions inévitables puisque la cause étant partout la même, le moyen d'expulsion devra être le même aussi.

Que d'erreurs! que d'opinions fausses et extravagantes j'aurais à refuter, depuis le nom de cette maladie qui est lui-même une ridiculité jusqu'aux traitemens bizarres qu'on a proposés pour la guérir, si je ne m'étais promis de ne m'arrêter qu'à ce qui est essentiellement utile à ceux pour qui j'écris.

Les coliques ont toutes la même cause, mais la matière qui les produit attaque diversement les entrailles.

Si l'on n'aggrave pas cette maladie par l'usage des huileux, de la thériaque, des frictions de toute nature faites à la surface du ventre, on perd du moins un temps précieux qu'on n'est pas toujours maître de réparer.

Le seul traitement efficace des coliques consiste dans l'évacuation de la matière glaireuse qui les occasionne, ce ne seront ni les bains, ni l'opium, ni le mercure fluor donnés à forte dose qui feront disparaître les accidens, mais bien, je ne saurais trop le répéter, l'expulsion au dehors des matières recuites, qui agacent les intestins et finissent par donner la dyssenterie et même la lientrie, qui n'est autre chose que le passage des alimens à travers le tube intestinal sans digestion. Dans ce cas-là la diarrhée est évidemment causée par la matière glaireuse qui tapisse les intestins, laquelle paralyse leur action et intervertit le mouvement péristaltique qui leur est propre.

On est cependant dans l'usage de prescrire des

astringens dans ces sortes d'affections, quoique depuis plus d'un siècle les médecins observateurs réclamaient contre cette absurde pratique qui renferme, comme dit le peuple, le loup dans la bergerie et prépare les plus dangereuses fièvres putrides.

Les purgatifs doux et toniques conviennent essentiellement, soit dans les coliques, soit dans les diarrhées occasionnées par l'action des matières visqueuses, la pituite et les glaires. L'élixir tonique par son amertume et ses parties balsamiques donne du ton à la fibre et, par ses propriétés minoratives il débarrasse tout doucement le canal alimentaire des crudités qui l'obstruent. On devra l'administrer par cuillerées à bouche, à la dose de 5 à 6 par jour, jusqu'à parfaite guérison.

*N. B.* Il est une autre variété de la colique qu'on a appelée *venteuse* ou *tympanite*. Elle reconnaît la plénitude humorale pour cause. Il n'est personne qui n'ait observé sur lui-même que lorsqu'on a mal digéré on a des rapports nidoreux, on est fatigué par des flatuosités, on rend des vents par haut et par bas.

On croit guérir cette maladie avec des remèdes échauffans, dits carminatifs, la camomille, l'anis, etc., on se trompe, pourquoi ne pas saper le mal dans son principe? En titillant légèrement les intestins au moyen d'un laxatif léger, tel que l'élixir tonique, bien préférable aux sels et aux huiles, qu'on donne dans ces cas-là. Il faut ajouter au traitement ci-dessus prescrit contre la simple colique, une tasse de thé de Suisse entre chaque cuillerée de médicament.

*Des dartres glaireuses.*

Les médecins herpétiques ont fait des distinctions infinies des dartres. Il en ont reconnu, disent-ils, de farineuses, de squammeuses, de vives, de prurigineuses, etc., combien toutes ces définitions puériles tomberaient rapidement si l'on voulait bien se pénétrer que la cause est une, mais que la maladie n'est qu'un résultat, qu'une manière d'être de cette cause, qui est une humeur âcre, mordicante et glaireuse. C'est cette sérosité qui voulant, comme la transpiration ordinaire, se faire jour à travers la peau, y occasionne, selon son dégré d'acrimonie, les divers accidens auxquels on a donné des noms si variés, si inutiles, puisque le traitement est toujours identique, et que, de l'avis même d'un célèbre docteur, qui a beaucoup écrit sur ces maladies, il n'y a qu'un seule mode de traitement : les préparations sulfureuses à l'intérieur et la cautérisation locale à l'extérieur, combinées avec les évacuans.

Pour moi, qui agis d'après une expérience qui est sans doute toute autre que celle de ces messieurs; pour moi, qui ne me laisse point imposer par le prestige des réputations et de la renommée quand je les crois contraire à l'évidence, j'affirme qu'on ne guérit jamais les dartres et toutes les maladies quelconques de la peau, si l'on ne s'empresse d'évacuer et de rafraîchir le sang par des boissons amères, tout le souffre du monde, sans cela demeurera en défaut, et le malade sera toute sa vie en proie à la plus hideuse comme à la plus opiniâtre infirmité.

Les femmes sont plus particulièrement exposées à avoir sur la peau des taches ou rousseurs, qui sont un signe bien caractéristique de l'acrimonie de l'humeur glaireuse et de la mauvaise qualité des fluides.

La purgation dirigée vers cette cause, dissipe les dartres ou les dénature; et comme elle entretient et provoque l'écoulement menstruel, les femmes n'ont pas de meilleur moyen pour conserver à la fois leur fraîcheur et leur santé que de s'en servir, jusqu'à ce que la source impure des fluides corrompus soit tarie.

On emploie dans ces cas-là l'élixir comme purgatif, c'est-à-dire à la dose de 3 à 5 cuillerées selon les tempéramens.

### *Du catarrhe de la vessie.*

C'est une erreur de croire qu'on doive laisser au corps le soin de se délivrer lui-même et sans secours de la sérosité glaireuse qui encombre les membranes muqueuses des individus affectés du catharre de la vessie; c'est une erreur non moins grande de croire que la présence des graviers dans la poche urinaire, l'ischurie ou suppresion d'urine: la strangurie ou le besoin continuel d'uriner goutte à goutte ne tiennent pas à une seule et même cause, l'engorgement glaireux de tout le système des voies urinaires. Je n'écris pas seulement pour combattre des erreurs, mais aussi pour établir des faits, et il n'en est pas de plus positifs que l'action nuisible des glaires sur cet organe, qu'on peut considérer comme le réservoir de tout le corps. En effet la vessie par sa position à l'extrémité du tronc où elle est renfermée dans le bassin ; par son voisinage du rectum, par les différens changemens de volume de la matrice chez la femme ; contenant sans cesse une liqueur qui y dépose des mucosités filtrées de toutes les parties du corps, est exposée plus que tout autre viscère à des engorgemens glaireux, ce que l'ouverture des cadavres a prouvé des milliers de fois.

Ponrquoi donc aller chercher ailleurs la cause d'une des plus fâcheuses maladies et se livrer à un débordement sans fin d'explications inintelligibles sur la manière d'agir d'une cause imaginaire qui n'est qu'un être de raison ?

Les matières qui imbibent toutes les parties de la vessie dans cette affligeante maladie, toujours corrompues à l'excès, sont âcres, corrosives et brûlantes ; la partie saline agit sur les nerfs, tandis que la portion terreuse forme un dépôt qui sert de noyau à la pierre, ou tout au moins à des concrétions graveleuses dont on aperçoit souvent des fragmens entraînés au dehors par l'urine.

Le spasme produit sur les nerfs du sphincter de la vessie par l'irritation des glaires y détermine une violente crispation qui obture le canal. Qu'arrive-t-il? l'urine s'accumule dans la vessie, les douleurs deviennent de plus en plus atroces : la fièvre urineuse s'empare du malade, et souvent en moins de vingt-quatre heures, il a cessé d'exister. Que fait-on ordinairement pour remédier à tant de maux? Par la plus funeste des routines, on perd le temps à donner des potions calmantes. Des potions calmantes! y a-t-il au monde une pratique plus absurde? Il faut que cette potion, sur laquelle les routiniers comptent tant, ait été digérée d'abord dans l'estomac, et qu'elle ait ensuite traversé tous les intestins et les innombrables vaisseaux qui séparent la vessie de l'estomac; qu'elle ait enfin subi toutes les phases de la digestion; qu'elle ait été assimilée comme un morceau de pain; que les pieds et les oreilles en aient reçu des mollécules tout aussi bien que la vessie. C'est sur de pareils moyens que l'on compte dans des cas urgens. Quand cessera-t on donc de traiter les hommes comme s'ils étaient dénués de jugement et de raison? Des calmans, voilà ce que l'on entend répéter sans cesse par les médecins ignorans; mais calmer n'est pas guérir : on le leur répète sans cesse. Pourquoi l'évacuation de la matière glaireuse, qui cause tous les maux, n'est-elle pas opérée avant tout, pendant que le malheureux qui va succomber a encore des forces et de la volonté. La chose à laquelle on devrait penser d'abord est celle dont on ne s'occupe que lorsqu'il n'y a plus de ressources.

Je pourrais citer mille exemples de guérisons obtenues en peu de mois sur des sujets qui avaient été imprudemment condamnés par des médecins. Les glaires prennent leur cours par les selles; la vessie, les reins et les urétères en sont débarrassés. Il est des malades qui en ont rendu des quantités telles qu'on ne saurait l'imaginer.

La dose d'élixir dans ce cas varie de 3 à 5 cuillerées et doit être continuée plusieurs semaines de suite, à 3 jours d'intervalle.

### *Apoplexie séreuse.*

Il n'est pas de maladie plus grave et plus digne de l'attention des hommes que l'apoplexie; il n'en est pas non plus sur laquelle on ait échaffaudé, comme à plaisir, plus de conjectures et de faux systèmes. Il est curieux de remonter aux sources, et de voir la peine que les médecins de tous les temps se sont donnée pour soutenir leurs idées fantastiques et distribuer sérieusement à chacune des causes le rôle qu'elle doit jouer dans la production de la maladie, fonder sur ces rêveries un traitement toujours inutile et souvent meurtrier.

Tel est l'état déplorable dans lequel jette l'abandon de l'étude des faits, joint à la manie de les expliquer.

Ce qu'il y a de constant dans la maladie qui nous occupe, c'est son caractère principal qui est la cessation des fonctions des sens et du mouvement volontaire. Les glaires qui gênent la circulation du cœur en s'accumulant dans le thorax; qui amolissent le cerveau par leur stagnation dans le crâne, sont une des plus fréquentes causes d'apoplexie. La plétore sanguine n'est que secondaire. Quand on ouvre les cadavres des individus qui ont été foudroyés par l'apoplexie, que trouve-t-on dans la peitrine et dans la cervelle? Les poumons macérés par une matière épaisse et gluante qui n'a pu se faire jour à l'extérieur, et la base du crâne inondée par une sérosité tellement âcre, qu'elle a souvent rongé les membranes. De bonne foi, peut-on dire que cette matière étrangère y a été transportée en un instant, et que tel individu a été foudroyé? N'est-il pas plus conforme à la raison et à la vérité de dire que cette matière a été accumulée peu-à-peu, et qu'enfin il est venu un moment où obstruant la circulation céphalique et pulmonaire, la vie a été interrompue. Qu'on se fasse ensuite une idée des différens degrés de la maladie, et l'on devinera pourquoi les médecins ont été si féconds en dénominations, parce que dans cette maladie, comme dans toutes les autres, ils négligent le principal pour s'attacher à des résultats; car il est très-indifférent de savoir si le paralysé a perdu en entier le mouvement, si sa figure est contournée, s'il bave ou s'il ronfle. Il est inutile de recourir aux potions, d'user de lavemens qui ne baignent pas le quart de l'étendue des intestins, il est cruel de pincer, de piquer la peau de toutes manières, et cela pour réveiller la vie qui s'éteint par la compression intérieure. Sentir, entendre, juger, c'est jouir de toute la plénitude de ses facultés; c'est n'être pas obsédé par le plus cruel ennemi, par l'humeur qui abonde dans le cerveau. Renoncez donc à tous ces misérables moyens. Il n'en est que deux : désemplir un peu les vaisseaux et évacuer fortement. Ces conseils sont ceux que donnait Hippocrate, il y a plus de deux mille ans, et l'expérience ne les a jamais démentis.

Qu'on considère quels sont les individus affectés d'apoplexie; ce sont ordinairement des personnes grosses et replètes, qui ont le col court, la poitrine large, les membres gros, dont la respiration est laborieuse, qui expectorent des glaires difficilement. J'ai vu une infinité de personnes qui avaient de fréquentes attaques, et qui ne pouvaient faire le moindre extraordinaire dans leurs repas sans ressentir de violens étourdissemens, se trouver à merveille de l'usage de l'*Elixir tonique* et éloigner les accidens. Je pourrais citer comme le plus grand éloge des vertus anti-apoplectiques de l'*Elixir anti-glaireux*, l'usage constant qu'en a fait pendant les dernières années de sa vie, le célèbre docteur Cabanis, qui était devenu sujet à des apoplexies séreuses qu'on aurait pu appeler périodiques, tant elles étaient fréquentes. Ceux qui l'ont connu lui ont entendu dire très-souvent qu'il attribuait aux bons effets de ce médicament la prolongation de sa carrière.

Dans l'apoplexie, comme dans toutes les maladies où il faut opérer un vide subit dans les voies basses, la dose est de 3 à 5 cuillerées; mais ici la rapidité des accidens oblige à rapprocher les doses et à donner de demi-heure en demi-heure une cuillerée à bouche, jusqu'à ce que le malade évacue, c'est-à-dire, jusqu'à ce qu'il soit sauvé. On facilite le traitement, en donnant des lavemens d'eau salée, dans lesquels on met 3 cuillerées d'*Elixir.*

Enfin ceux qui ont le malheur d'être disposé à cette maladie doivent en prendre tous les matins une cuillerée à bouche pour désemplir les vaisseaux du cerveau. Ce précieux remède devrait être le *vade mecum* de tous les apoplectiques; la mort aurait alors moins de victimes.

### *Maladies laiteuses.*

Les maladies qu'occasionne chez les femmes le lait épanché sont multipliées à l'infini, et cependant l'on trouve tous les jours des médecins assez ignorans ou d'assez mauvaise foi pour nier l'existence de ces maladies dégénérées, et exposer aux plus grands dangers les femmes auxquelles ils seraient parvenus à inspirer une funeste sécurité.

Tout ce qu'il y a eu de célèbre en médecine, tous les médecins philosophes, amis de la vérité, n'ont pas craint de dire que le lait épanché, combiné avec les glaires, qui abondent toujours chez les femmes, produisait les plus grands ravages; tel était l'avis de Sydenham, de Weysse, de Rostain: Fodéré lui-même, quoique partisan des idées opposées, n'a-t-il pas été forcé de convenir que les femmes attaquées de maladies laiteuses exhalent une odeur aigre; qu'il en est qui rendent par les selles, surtout lorsqu'elles sont constipées, une matière blanchâtre et laiteuse?

Vers le retour de l'âge, beaucoup de femmes ont des obstructions et des dépôts qu'on doit attribuer à la fluxion laiteuse, favorisée par un tempérament humide et glaireux, par la fatigue des grossesses successives et par l'état de faiblesse où elles se trouvent à cette époque critique de leur vie.

L'apparition des règles à la puberté et leur suppression quand les femmes cessent d'être fécondes, n'est point un état contre nature, bien au contraire, rien n'est plus naturel que cette opération. Si elles éprouvent des accidens, c'est qu'elles ont des maladies dont il faut étudier la cause. C'est l'engorgement, la replétion d'un système considérable de vaisseaux qui se vidaient tous les mois, et qui après le retour d'âge sont obstrués par des humeurs qu'il faut évacuer promptement, si l'on ne veut être exposé aux maladies les plus graves; mais comme il ne suffit pas, dans ces circonstances, d'évacuer, qu'il faut aussi fondre et diviser; il n'est aucun laxatif qui puisse remplacer l'*Elixir anti-glaireux*, qui, pris constamment pendant plusieurs mois à la dose de deux cuillerées le matin à jeun, a produit des effets miraculeux.

C'est en imitant artificiellement, par un écoulement humoral de matières glaireuses, l'écoulement menstruel, qu'on délivrera les femmes de tous les maux dont elles sont menacées, des douleurs rhumatismales, des dartres, des ulcères de la matrice, des hémorroïdes, etc., etc., et non point en achevant de les exténuer par des sangsues et des saignées qui les jettent dans la caducité.

## *De la Goutte et du Rhumatisme.*

Deux circonstances principales donnent naissance à une production plus abondante de glaires; la première, encore fort peu connue, est l'atonie des membranes muqueuses, ou des organes qui fournissent des liquides composant les mucosités. L'autre, très-fréquente et beaucoup plus observée, est l'irritation inflammatoire des parties; cette dernière produit des affections connues sous le nom générique de Rhumatisme, de Fraîcheurs, de Goutte, de Douleurs, etc.

Les douleurs goutteuses et rhumatismales sont ou fixes ou vagues et mobiles. Quelquefois avec rougeur et gonflement, et souvent sans aucun signe extérieur. Elles sont plus vives en certaines contrées que dans d'autres, plus actives en hiver qu'en été, et se modifient à l'infini selon les climats et les tempéramens des individus.

Les médecins n'ont pas traité ces maladies autrement que les autres; ils les ont caractérisées par *signes extérieurs*, et ils se sont amusés à créer des noms à l'infini, selon que le mal avait tel ou tel aspect, et qu'il était situé dans un lieu ou dans un autre; c'est le lumbago, la podagre, la chiragre, la mentagre, la sciatique, le torticolis; il semble qu'ils ont pris plaisir à mettre du trouble et de la confusion dans l'esprit des malades. La cause est une, qu'importe donc toutes ces subtiles distinctions?

Toutes les fois que la sérosité glaireuse ne s'est pas fixée sur une partie, la douleur est ambulante; elle passe instantanément d'un membre à un autre. A cette époque la guérison est facile à obtenir, parce-qu'on peut fondre ou évacuer l'humeur morbifique; il est rare dans cet état, que la maladie résiste à un court usage de l'élixir anti-glaireux.

La douleur est fixe et continue lorsque la fluxion est établie dans l'épaisseur des muscles, et elle y demeure jusqu'à ce que l'humeur glaireuse ait été absorbée ou qu'on l'ait évacuée. Rien n'est plus nuisible aux malades que les cataplasmes, que les baumes opodeldoc, et autres, qu'on conseille en pareil cas. Ce que je puis affirmer avec sincérité, c'est que j'ai vu peu d'accès de goutte résister au traitement suivant :

1°. Abstinence totale d'alimens indigestes, de vin et de liqueurs spiritueuses.

2°. Application de dix sangsues sur chaque articulation douloureuse, soit qu'il y ait ou non un dépôt de matières crayeuses; et réapplications de sangsues, à mesure que l'agent morbifique se transporte sur une autre articulation.

3°. Évacuation avec l'élixir anti-glaireux, à la dose de 3 cuillerées tous les deux jours, et dans le jour intermédiaire, lavement d'eau de son, dans lequel on met 3 cuillerées de l'élixir.

Je pourrai citer à l'appui de mon attention, une foule de témoignages honorables, et nommer un très-grand nombre de personnes qui n'ont pas été seulement guéries des accès, mais dont plusieurs n'ont plus ressenti depuis aucune attaque de goutte.

Plus la fluxion est âcre, plus le danger est grand et plus les accidens sont graves, si l'on ne s'empresse de donner cours à la sérosité. Les individus dont la poitrine est grasse, qui rendent habituellement des phlegmes pituiteux, sont ceux que la goutte met dans le plus grand danger, par la rétropultion de l'humeur glaireuse sur les articulations. Que peuvent dire ceux qui nient l'existence des glaires quand ils sont témoins de ces transports presque subits de l'humeur d'un point à un autre ! S'agit-il bien de soulager seulement les goutteux, quand on a la possibilité de les guérir, ou au moins d'éloigner beaucoup les accès et de les réduire à très-peu de chose ?

Je crois pouvoir soutenir qu'on détruirait facilement les douleurs goutteuses et rhumatismales si l'on voulait en détruire la cause. Et comme sur vingt goutteux (ceci est incontestable), il y en a dix-huit dont le système digestif est si vicieusement organisé, que le produit de leurs digestions se convertit presque totalement en pituite, et qu'ils en sont, pour ainsi dire, gorgés, les poumons, la rate, la vessie sont inondés ; cette matière, qui n'a pas de cours, se porte tout naturellement sur les articulations, s'y dépose, les désorganise et occasionne ces nodus ou duretés, qui gènent les mouvemens pour le reste de la vie.

Qu'on se persuade bien qu'il n'y a d'incurables que les maladies qu'on traite mal, qu'on néglige ou qu'on laisse invétérer. Si l'on avait dans l'origine le soin de se purger des matières morbifiques, si l'on se tenait toujours dans l'état de nature, et que par des évacuans toniques et fondans à la fois, on rectifiât ce que nos digestions ont de nuisibles, il n'y a pas de doute que nous jouirions de tous les avantages de notre constitution primitive, en évitant beaucoup de maux qui prennent naissance dans les erreurs de régime, que nous commettons sans cesse en état de société.

*Des flueurs ou pertes blanches.*

Parmi les maladies nombreuses auxquelles les femmes sont spécialement sujettes, il en est une qui, locale en apparence et bornée à un seul organe, n'en étend pas moins ses ravages sur toute l'organisation. Constitutionnelles ou acquises, les flueurs blanches reconnaissent toujours pour cause première, un affaiblissement de tout le système, et une constitution glaireuse.

Les femmes atteintes de cette désagréable infirmité, qui se développe indistinctement à tout âge, tombent dans un état de débilité extrême; elles ressentent des douleurs vagues, de l'insomnie; elles se décolorent; leur figure devient pâle, bouffie, et souvent elles éprouvent une tristesse profonde qui va jusqu'au dégoût de la vie. On en a vu un grand nombre succomber à la phthisie pulmonaire consécutive, à des ulcères de la matrice, à des diarrhées colliquatives, et même à des obstructions des viscères abdominaux.

La cause de cette maladie est trop évidente pour que les médecins aient pu imaginer de la contester; ils auraient beau dire que les pertes blanches ne sont pas occasionnées par les glaires, on ne les croirait pas. Aussi le public commence-t-il à ne plus vouloir user dans cette maladie, des rafraîchissans, qu'on était dans l'usage de conseiller autrefois aux personnes affectées de leucorrhée. Il suffit de faire usage de sa raison, pour comprendre qu'une maladie qui reconnaît pour cause un relâchement extrême des solides, ne sera bien guérie que par des toniques doux et fondans. La première indication est donc de fortifier l'estomac et tout l'appareil digestif; ce n'est qu'après avoir rempli ce préalable, qu'on pourra employer des injections qui termineront la cure d'une manière utile et durable.

La dose de l'élixir dans la leucorrhée, doit être d'abord d'une cuillerée à bouche le matin à jeun, et quinze jours après, d'une seconde cuillerée avant le repas, jusqu'à complète guérison.

### *Du scrophule ou des humeurs froides.*

C'est ordinairement une maladie de l'enfance, produite par l'abondance des humeurs, et leur séjour dans l'intérieur du corps.

Rien n'est plus évident que la cause de cette maladie; les scrophuleu.. ont les ailes du nez et les lèvres grosses, la figure dans un état de bouffissure, les articulations grossies et le ventre obstrué. Tous leurs viscères sont dans un état d'empâtement général. La pituite qu'ils rendent par la bouche, et les glaires qu'ils évacuent par les selles, joint à l'acidité de leurs sueurs, indiquent assez bien le besoin d'expulser tous ces phlegmes, si l'on veut éviter une dégénération qui détermine la mort ou des accidens fâcheux, tel que le rachitis, la noueure, l'hydrocéphale, des ophtalmies suivies, presque toujours de la cécité, etc. Les enfans maigrissent, rendent beaucoup de vers et succombent enfin après de longues souffrances si la fusion ne s'opère.

Au lieu de rebuter les enfans par une quantité de médicamens dégoûtans qui dépravent leur estomac déjà affaibli par la maladie, au lieu de tous ces sirops que le charlatanisme et la cupidité inventent chaque jour, au détriment des malades, pourquoi ne pas préférer un remède à-la-fois tonique et laxatif qui assure bien plus positivement la guérison que tous ces moyens qui ne sont nullement en rapport avec la cause de la maladie qu'il faut détruire avant tout si l'on veut voir disparaître ses résultats extérieurs.

Les mères de famille comprendront la nécessité du régime que je prescris. Tout le monde sait que le scrophule est une disposition constitutive des enfans qu'on ne peut guérir qu'avec beaucoup de temps et des soins infinis. Voici par quel traitement on détruit à la fois la cause et les effets.

1°. L'usage continuel d'une tisanne amère ;

2°. L'exclusion des alimens farineux, du laitage et des crudités.

3°. Un bain entier par semaine à l'eau tiède.

4°. Deux cuillerées chaque jour d'élixir antiglaireux, qui agira comme fondant et comme résolutif.

www.ingramcontent.com/pod-product-compliance
Ingram Content Group UK Ltd.
Pitfield, Milton Keynes, MK11 3LW, UK
UKHW020403220726
13923UKWH00004B/1702